THIS LOG BOOK BELONGS TO:

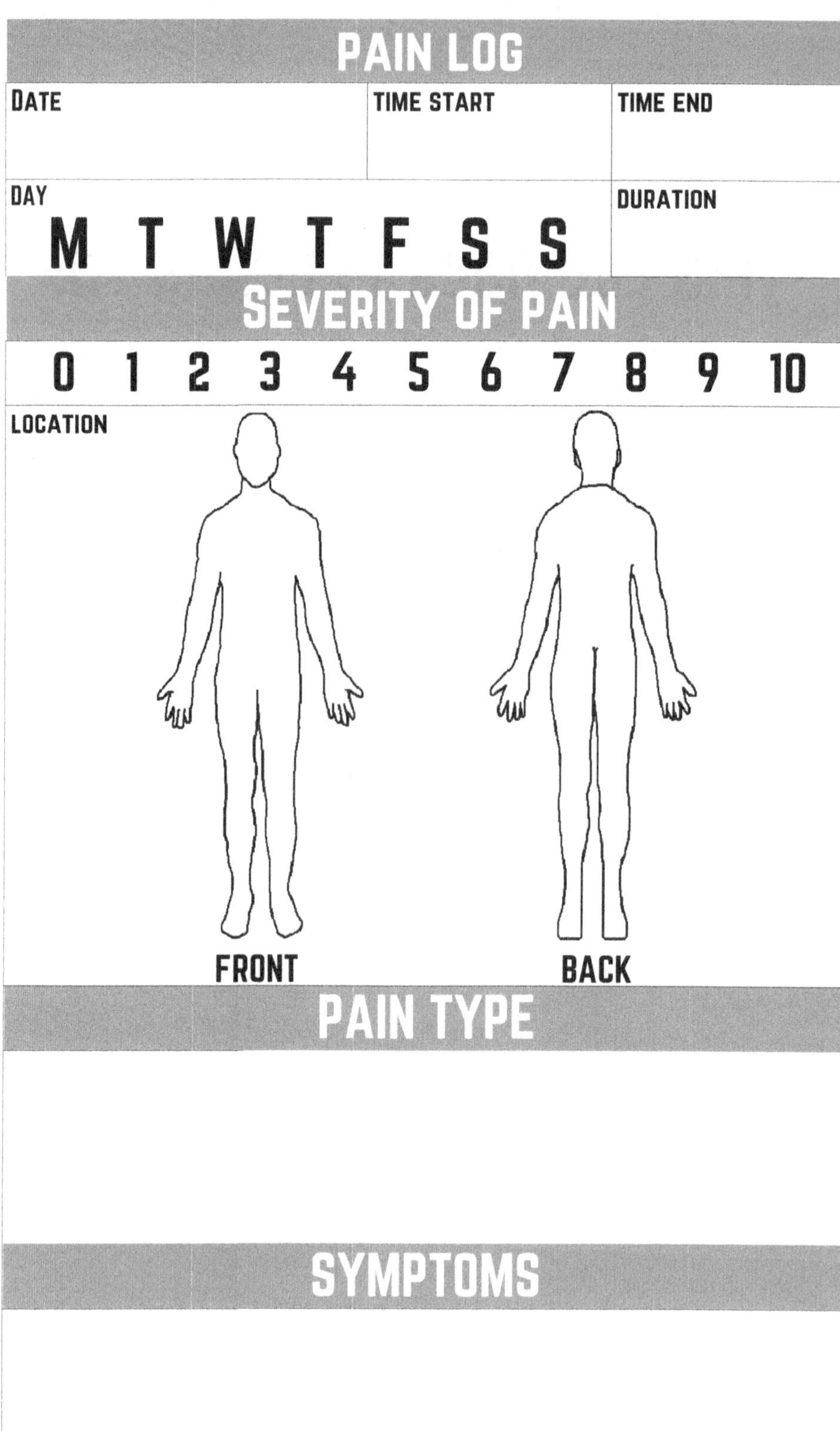

PAIN LOG

DATE	TIME START	TIME END

DAY	DURATION
M T W T F S S	

SEVERITY OF PAIN

0 1 2 3 4 5 6 7 8 9 10

LOCATION

PAIN TYPE

SYMPTOMS

Triggers

Weather	Temp

Relief measures/outcome

Notes

PAIN LOG

DATE	TIME START	TIME END

DAY	DURATION
M T W T F S S	

SEVERITY OF PAIN

0 1 2 3 4 5 6 7 8 9 10

LOCATION

FRONT

BACK

PAIN TYPE

SYMPTOMS

Triggers

Weather	Temp

Relief measures/outcome

Notes

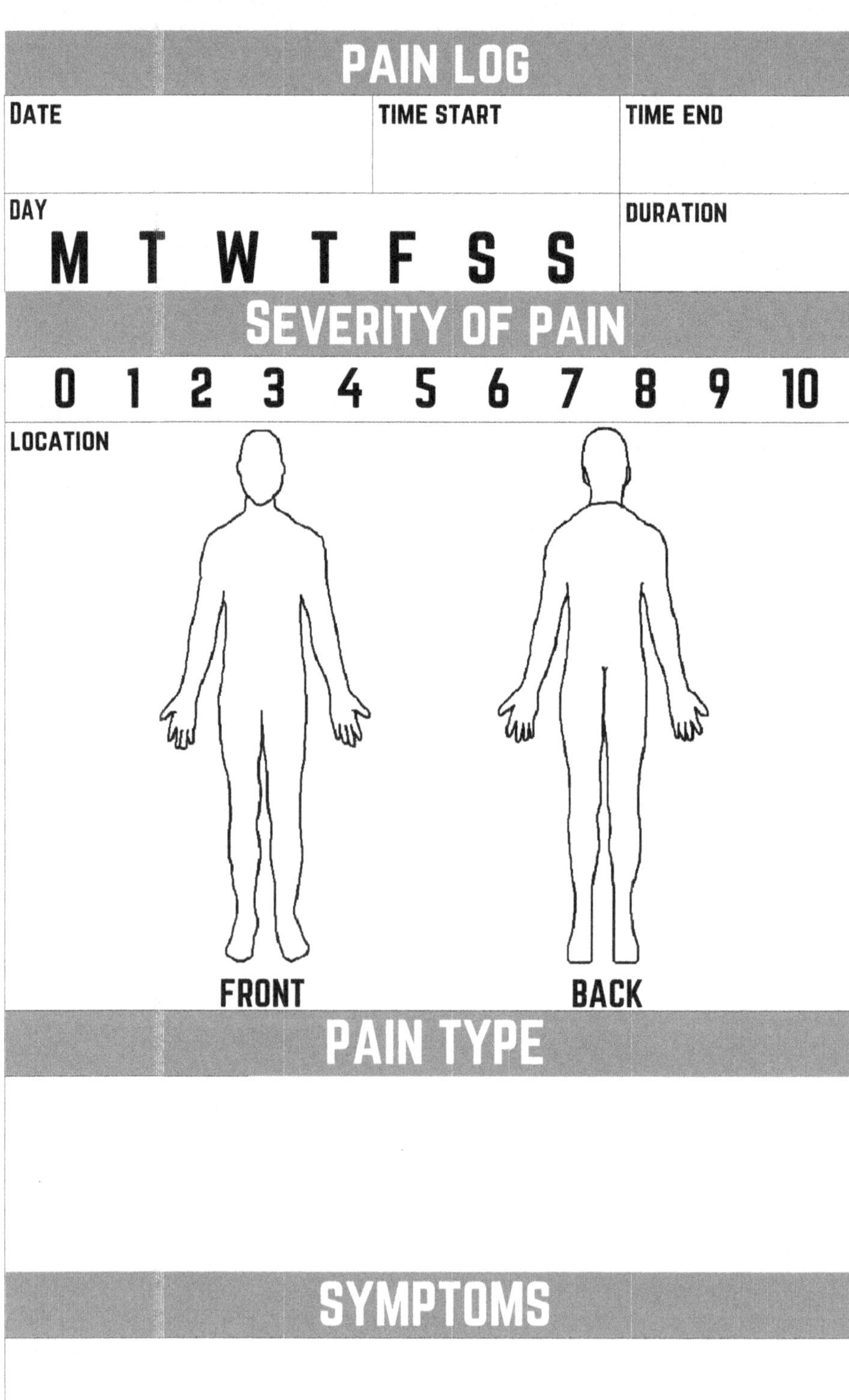

PAIN LOG

DATE	TIME START	TIME END

DAY	DURATION
M T W T F S S	

SEVERITY OF PAIN

0 1 2 3 4 5 6 7 8 9 10

LOCATION

FRONT

BACK

PAIN TYPE

SYMPTOMS

Triggers

Weather	Temp

Relief measures/outcome

Notes

PAIN LOG

DATE	TIME START	TIME END

DAY	DURATION
M T W T F S S	

SEVERITY OF PAIN

0 1 2 3 4 5 6 7 8 9 10

LOCATION

FRONT

BACK

PAIN TYPE

SYMPTOMS

TRIGGERS

WEATHER	TEMP

RELIEF MEASURES/OUTCOME

NOTES

PAIN LOG

DATE	TIME START	TIME END

DAY	DURATION
M T W T F S S	

SEVERITY OF PAIN

0 1 2 3 4 5 6 7 8 9 10

LOCATION

FRONT

BACK

PAIN TYPE

SYMPTOMS

Triggers

Weather	Temp

Relief measures/outcome

Notes

PAIN LOG

DATE	TIME START	TIME END

DAY	DURATION
M T W T F S S	

SEVERITY OF PAIN

0 1 2 3 4 5 6 7 8 9 10

LOCATION

FRONT

BACK

PAIN TYPE

SYMPTOMS

Triggers

Weather	Temp

Relief measures/outcome

Notes

PAIN LOG

DATE	TIME START	TIME END

DAY	DURATION
M T W T F S S	

SEVERITY OF PAIN

0	1	2	3	4	5	6	7	8	9	10

LOCATION

FRONT

BACK

PAIN TYPE

SYMPTOMS

Triggers

Weather	Temp

Relief measures/outcome

Notes

PAIN LOG

DATE	TIME START	TIME END

DAY	DURATION
M T W T F S S	

SEVERITY OF PAIN

0 1 2 3 4 5 6 7 8 9 10

LOCATION

FRONT

BACK

PAIN TYPE

SYMPTOMS

Triggers

Weather	Temp

Relief measures/outcome

Notes

PAIN LOG

DATE	TIME START	TIME END

DAY	DURATION
M T W T F S S	

SEVERITY OF PAIN

0 1 2 3 4 5 6 7 8 9 10

LOCATION

FRONT

BACK

PAIN TYPE

SYMPTOMS

Triggers

Weather	Temp

Relief measures/outcome

Notes

PAIN LOG

DATE	TIME START	TIME END

DAY	DURATION
M T W T F S S	

SEVERITY OF PAIN

0 1 2 3 4 5 6 7 8 9 10

LOCATION

FRONT

BACK

PAIN TYPE

SYMPTOMS

Triggers

Weather	Temp

Relief measures/outcome

Notes

PAIN LOG

DATE	TIME START	TIME END

DAY	DURATION
M T W T F S S	

SEVERITY OF PAIN

0 1 2 3 4 5 6 7 8 9 10

LOCATION

FRONT

BACK

PAIN TYPE

SYMPTOMS

Triggers

Weather	Temp

Relief measures/outcome

Notes

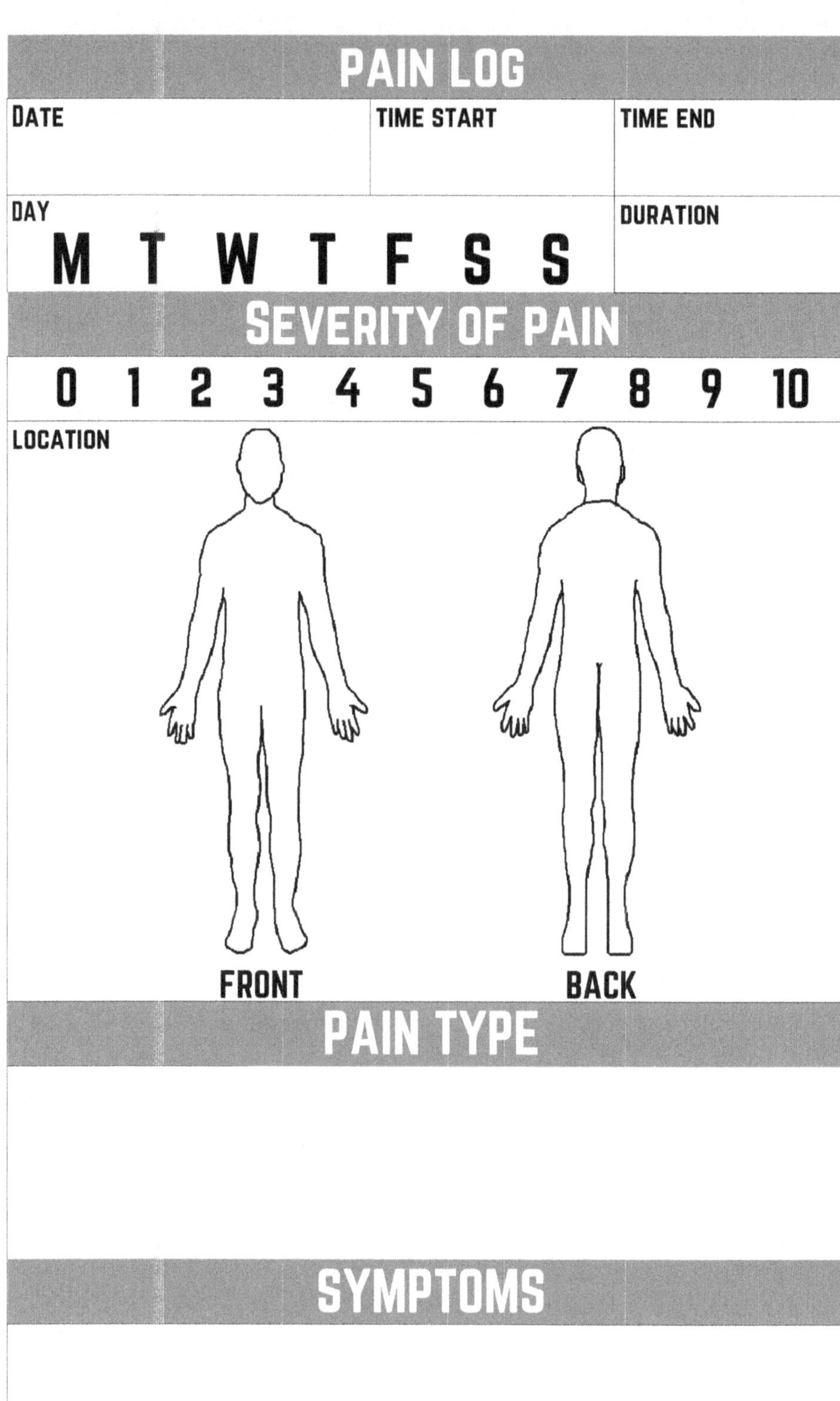

PAIN LOG

DATE	TIME START	TIME END

DAY	DURATION
M T W T F S S	

SEVERITY OF PAIN

0 1 2 3 4 5 6 7 8 9 10

LOCATION

FRONT

BACK

PAIN TYPE

SYMPTOMS

Triggers

Weather	Temp

Relief measures/outcome

Notes

PAIN LOG

DATE	TIME START	TIME END

DAY	DURATION
M T W T F S S	

SEVERITY OF PAIN

0 1 2 3 4 5 6 7 8 9 10

LOCATION

FRONT

BACK

PAIN TYPE

SYMPTOMS

Triggers

Weather	Temp

Relief measures/outcome

Notes

PAIN LOG

DATE	TIME START	TIME END

DAY	DURATION
M T W T F S S	

SEVERITY OF PAIN

0 1 2 3 4 5 6 7 8 9 10

LOCATION

FRONT BACK

PAIN TYPE

SYMPTOMS

Triggers

Weather	Temp

Relief measures/outcome

Notes

PAIN LOG

DATE	TIME START	TIME END

DAY

M T W T F S S

DURATION

SEVERITY OF PAIN

0 1 2 3 4 5 6 7 8 9 10

LOCATION

FRONT

BACK

PAIN TYPE

SYMPTOMS

Triggers

Weather	Temp

Relief measures/outcome

Notes

PAIN LOG

DATE	TIME START	TIME END

DAY	DURATION
M T W T F S S	

SEVERITY OF PAIN

0 1 2 3 4 5 6 7 8 9 10

LOCATION

FRONT

BACK

PAIN TYPE

SYMPTOMS

Triggers

Weather	Temp

Relief measures/outcome

Notes

PAIN LOG

DATE	TIME START	TIME END

DAY	DURATION
M T W T F S S	

SEVERITY OF PAIN

0 1 2 3 4 5 6 7 8 9 10

LOCATION

FRONT

BACK

PAIN TYPE

SYMPTOMS

Triggers

Weather	Temp

Relief measures/outcome

Notes

PAIN LOG

DATE	TIME START	TIME END

DAY	DURATION
M T W T F S S	

SEVERITY OF PAIN

0 1 2 3 4 5 6 7 8 9 10

LOCATION

FRONT

BACK

PAIN TYPE

SYMPTOMS

Triggers

Weather	Temp

Relief measures/outcome

Notes

PAIN LOG

DATE	TIME START	TIME END

DAY	DURATION
M T W T F S S	

SEVERITY OF PAIN

0 1 2 3 4 5 6 7 8 9 10

LOCATION

FRONT

BACK

PAIN TYPE

SYMPTOMS

Triggers

Weather	Temp

Relief measures/outcome

Notes

PAIN LOG

DATE	TIME START	TIME END

DAY	DURATION
M T W T F S S	

SEVERITY OF PAIN

0 1 2 3 4 5 6 7 8 9 10

LOCATION

FRONT

BACK

PAIN TYPE

SYMPTOMS

Triggers

Weather	Temp

Relief measures/outcome

Notes

PAIN LOG

DATE	TIME START	TIME END

DAY	DURATION
M T W T F S S	

SEVERITY OF PAIN

0 1 2 3 4 5 6 7 8 9 10

LOCATION

FRONT

BACK

PAIN TYPE

SYMPTOMS

Triggers

Weather	Temp

Relief measures/outcome

Notes

PAIN LOG

DATE	TIME START	TIME END

DAY	DURATION
M T W T F S S	

SEVERITY OF PAIN

0 1 2 3 4 5 6 7 8 9 10

LOCATION

FRONT

BACK

PAIN TYPE

SYMPTOMS

TRIGGERS

WEATHER	TEMP

RELIEF MEASURES/OUTCOME

NOTES

PAIN LOG

DATE	TIME START	TIME END

DAY	DURATION
M T W T F S S	

SEVERITY OF PAIN

0 1 2 3 4 5 6 7 8 9 10

LOCATION

FRONT

BACK

PAIN TYPE

SYMPTOMS

TRIGGERS

WEATHER	TEMP

RELIEF MEASURES/OUTCOME

NOTES

PAIN LOG

DATE	TIME START	TIME END

DAY	DURATION
M T W T F S S	

SEVERITY OF PAIN

0 1 2 3 4 5 6 7 8 9 10

LOCATION

FRONT

BACK

PAIN TYPE

SYMPTOMS

Triggers

Weather	Temp

Relief measures/outcome

Notes

PAIN LOG

DATE	TIME START	TIME END

DAY	DURATION
M T W T F S S	

SEVERITY OF PAIN

0 1 2 3 4 5 6 7 8 9 10

LOCATION

FRONT

BACK

PAIN TYPE

SYMPTOMS

TRIGGERS

WEATHER	TEMP

RELIEF MEASURES/OUTCOME

NOTES

PAIN LOG

DATE	TIME START	TIME END

DAY	DURATION
M T W T F S S	

SEVERITY OF PAIN

0	1	2	3	4	5	6	7	8	9	10

LOCATION

FRONT

BACK

PAIN TYPE

SYMPTOMS

Triggers

Weather	Temp

Relief measures/outcome

Notes

PAIN LOG

DATE	TIME START	TIME END

DAY	DURATION
M T W T F S S	

SEVERITY OF PAIN

0 1 2 3 4 5 6 7 8 9 10

LOCATION

FRONT

BACK

PAIN TYPE

SYMPTOMS

Triggers

Weather	Temp

Relief measures/outcome

Notes

PAIN LOG

DATE	TIME START	TIME END

DAY	DURATION
M T W T F S S	

SEVERITY OF PAIN

0 1 2 3 4 5 6 7 8 9 10

LOCATION

FRONT BACK

PAIN TYPE

SYMPTOMS

Triggers

Weather	Temp

Relief measures/outcome

Notes

PAIN LOG

DATE	TIME START	TIME END

DAY	DURATION
M T W T F S S	

SEVERITY OF PAIN

0 1 2 3 4 5 6 7 8 9 10

LOCATION

FRONT

BACK

PAIN TYPE

SYMPTOMS

Triggers

Weather	Temp

Relief measures/outcome

Notes

PAIN LOG

DATE	TIME START	TIME END

DAY	DURATION
M T W T F S S	

SEVERITY OF PAIN

0 1 2 3 4 5 6 7 8 9 10

LOCATION

FRONT

BACK

PAIN TYPE

SYMPTOMS

Triggers

Weather	Temp

Relief measures/outcome

Notes

PAIN LOG

DATE	TIME START	TIME END

DAY	DURATION
M T W T F S S	

SEVERITY OF PAIN

0 1 2 3 4 5 6 7 8 9 10

LOCATION

FRONT

BACK

PAIN TYPE

SYMPTOMS

Triggers

Weather	Temp

Relief measures/outcome

Notes

PAIN LOG

DATE	TIME START	TIME END

DAY	DURATION
M T W T F S S	

SEVERITY OF PAIN

0	1	2	3	4	5	6	7	8	9	10

LOCATION

FRONT

BACK

PAIN TYPE

SYMPTOMS

TRIGGERS

WEATHER	TEMP

RELIEF MEASURES/OUTCOME

NOTES

PAIN LOG

DATE	TIME START	TIME END

DAY	DURATION
M T W T F S S	

SEVERITY OF PAIN

0 1 2 3 4 5 6 7 8 9 10

LOCATION

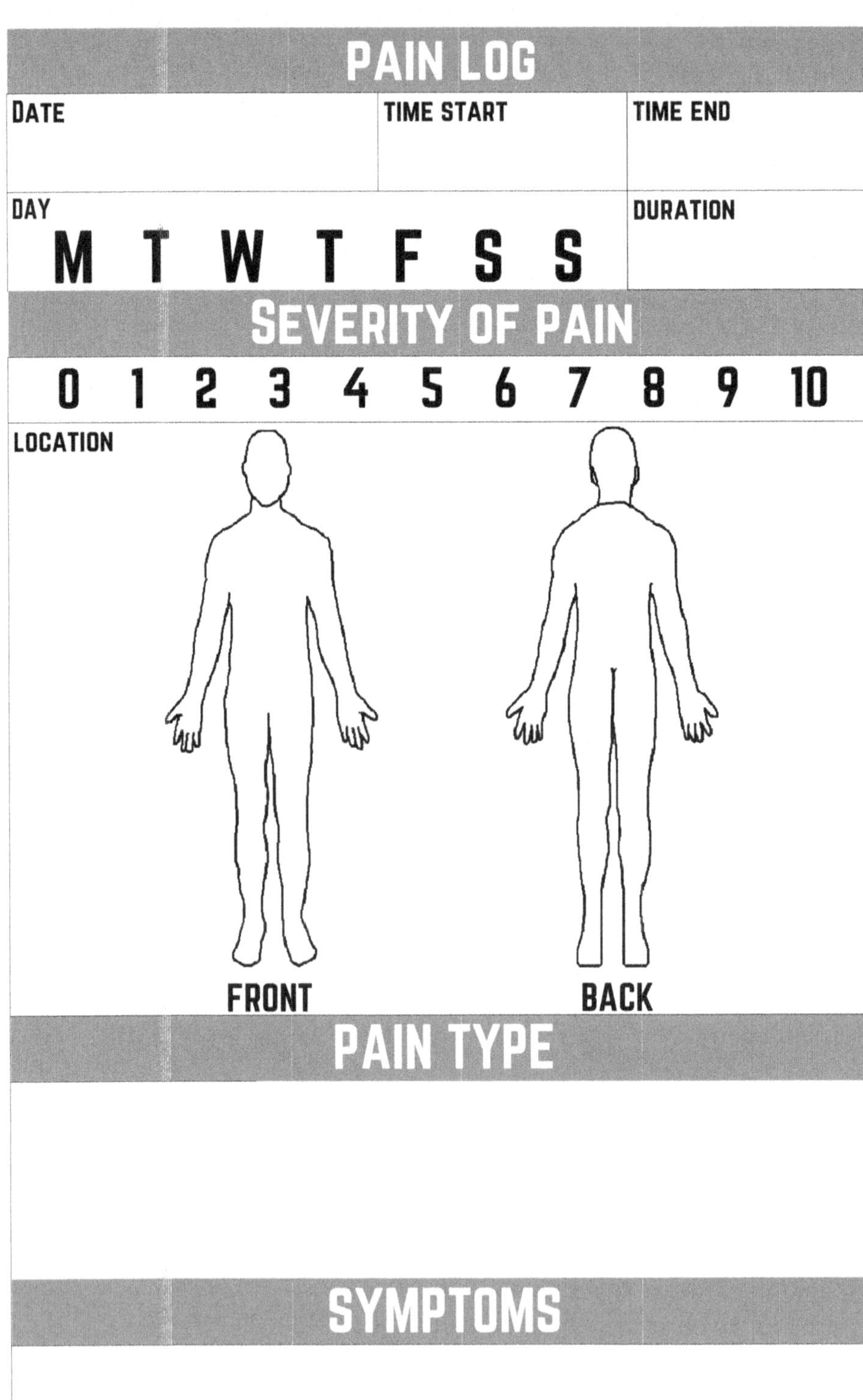

PAIN TYPE

SYMPTOMS

TRIGGERS

WEATHER	TEMP

RELIEF MEASURES/OUTCOME

NOTES

PAIN LOG

DATE	TIME START	TIME END

DAY	DURATION
M T W T F S S	

SEVERITY OF PAIN

0 1 2 3 4 5 6 7 8 9 10

LOCATION

FRONT

BACK

PAIN TYPE

SYMPTOMS

Triggers

Weather	Temp

Relief measures/outcome

Notes

PAIN LOG

DATE	TIME START	TIME END

DAY	DURATION
M T W T F S S	

SEVERITY OF PAIN

0 1 2 3 4 5 6 7 8 9 10

LOCATION

FRONT

BACK

PAIN TYPE

SYMPTOMS

Triggers

Weather	Temp

Relief measures/outcome

Notes

PAIN LOG

DATE	TIME START	TIME END

DAY	DURATION
M T W T F S S	

SEVERITY OF PAIN

0 1 2 3 4 5 6 7 8 9 10

LOCATION

FRONT

BACK

PAIN TYPE

SYMPTOMS

Triggers

Weather	Temp

Relief measures/outcome

Notes

PAIN LOG

DATE	TIME START	TIME END

DAY	DURATION
M T W T F S S	

SEVERITY OF PAIN

0 1 2 3 4 5 6 7 8 9 10

LOCATION

FRONT

BACK

PAIN TYPE

SYMPTOMS

Triggers

Weather	Temp

Relief measures/outcome

Notes

PAIN LOG

DATE	TIME START	TIME END

DAY	DURATION
M T W T F S S	

SEVERITY OF PAIN

0 1 2 3 4 5 6 7 8 9 10

LOCATION

FRONT

BACK

PAIN TYPE

SYMPTOMS

Triggers

Weather	Temp

Relief measures/outcome

Notes

PAIN LOG

DATE	TIME START	TIME END

DAY	DURATION
M T W T F S S	

SEVERITY OF PAIN

0 1 2 3 4 5 6 7 8 9 10

LOCATION

FRONT

BACK

PAIN TYPE

SYMPTOMS

Triggers

Weather	Temp

Relief measures/outcome

Notes

PAIN LOG

DATE	TIME START	TIME END

DAY	DURATION
M T W T F S S	

SEVERITY OF PAIN

0 1 2 3 4 5 6 7 8 9 10

LOCATION

FRONT

BACK

PAIN TYPE

SYMPTOMS

Triggers

Weather	Temp

Relief measures/outcome

Notes

PAIN LOG

DATE	TIME START	TIME END

DAY	DURATION
M T W T F S S	

SEVERITY OF PAIN

0 1 2 3 4 5 6 7 8 9 10

LOCATION

FRONT

BACK

PAIN TYPE

SYMPTOMS

Triggers

Weather	Temp

Relief measures/outcome

Notes

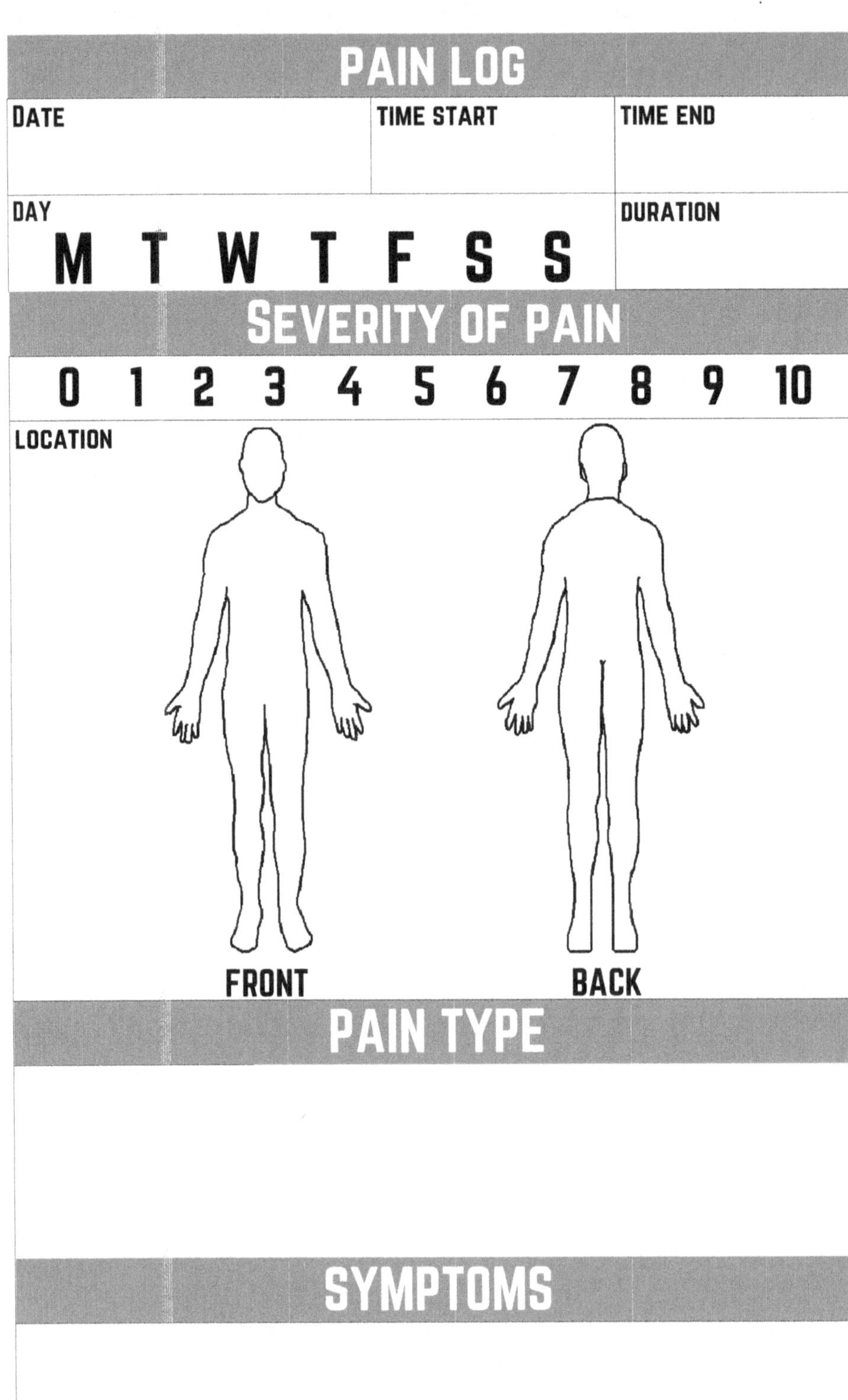

PAIN LOG

DATE	TIME START	TIME END
DAY M T W T F S S		DURATION

SEVERITY OF PAIN

0 1 2 3 4 5 6 7 8 9 10

LOCATION

FRONT

BACK

PAIN TYPE

SYMPTOMS

Triggers

Weather	Temp

Relief measures/outcome

Notes

PAIN LOG

DATE	TIME START	TIME END

DAY	DURATION
M T W T F S S	

SEVERITY OF PAIN

0 1 2 3 4 5 6 7 8 9 10

LOCATION

FRONT

BACK

PAIN TYPE

SYMPTOMS

TRIGGERS

WEATHER	TEMP

RELIEF MEASURES/OUTCOME

NOTES

PAIN LOG

DATE	TIME START	TIME END

DAY	DURATION
M T W T F S S	

SEVERITY OF PAIN

0 1 2 3 4 5 6 7 8 9 10

LOCATION

FRONT

BACK

PAIN TYPE

SYMPTOMS

TRIGGERS

WEATHER	TEMP

RELIEF MEASURES/OUTCOME

NOTES

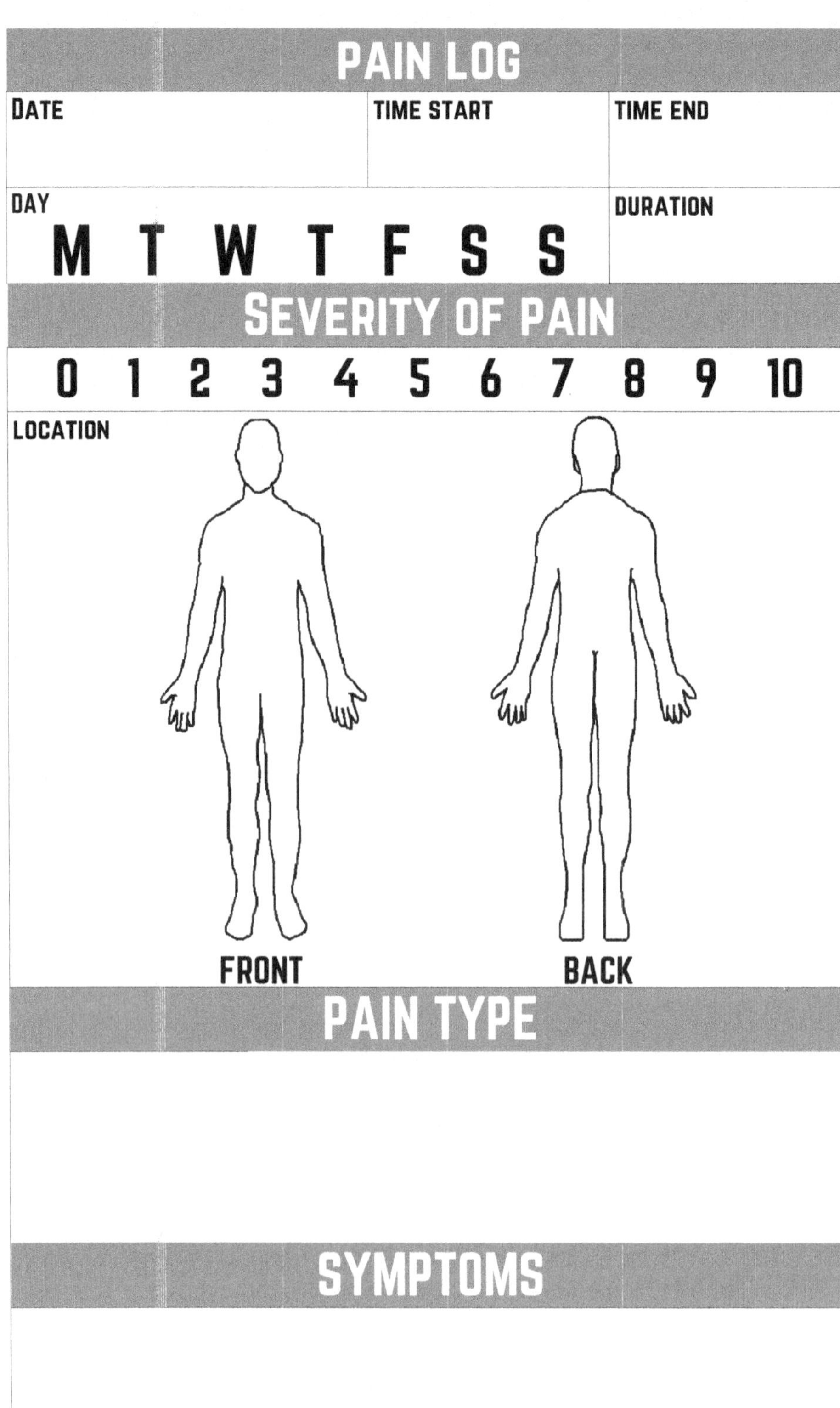

PAIN LOG

DATE	TIME START	TIME END

DAY	DURATION
M T W T F S S	

SEVERITY OF PAIN

0 1 2 3 4 5 6 7 8 9 10

LOCATION

FRONT

BACK

PAIN TYPE

SYMPTOMS

Triggers

Weather	Temp

Relief measures/outcome

Notes

PAIN LOG

DATE	TIME START	TIME END

DAY	DURATION
M T W T F S S	

SEVERITY OF PAIN

0 1 2 3 4 5 6 7 8 9 10

LOCATION

FRONT

BACK

PAIN TYPE

SYMPTOMS

Triggers

Weather	Temp

Relief measures/outcome

Notes

PAIN LOG

DATE	TIME START	TIME END

DAY	DURATION
M T W T F S S	

SEVERITY OF PAIN

0 1 2 3 4 5 6 7 8 9 10

LOCATION

FRONT

BACK

PAIN TYPE

SYMPTOMS

Triggers

Weather	Temp

Relief measures/outcome

Notes

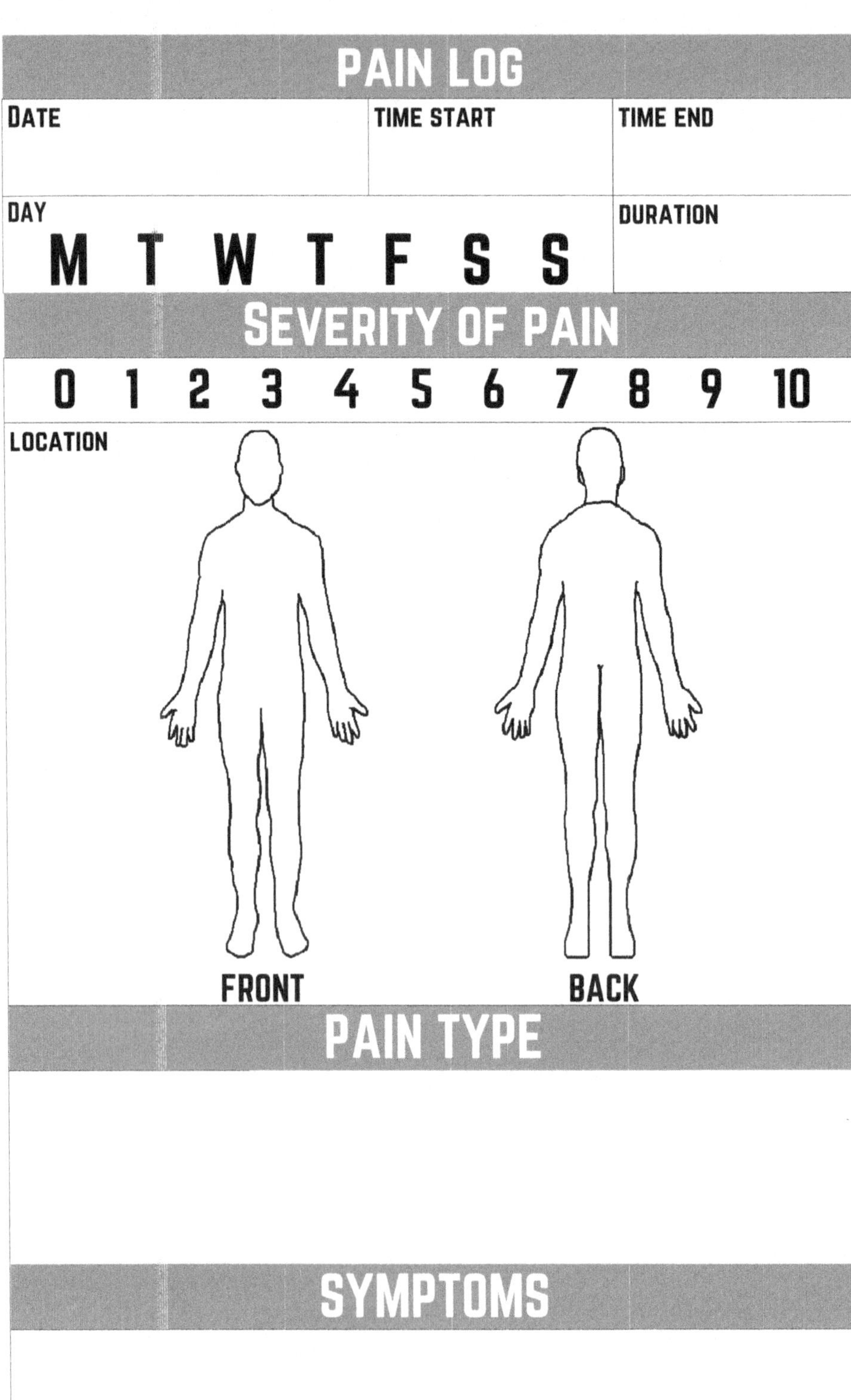
PAIN LOG
DATE
TIME START
TIME END
DAY
M T W T F S S
DURATION
SEVERITY OF PAIN
0 1 2 3 4 5 6 7 8 9 10
LOCATION
FRONT
BACK
PAIN TYPE
SYMPTOMS

Triggers

Weather	Temp

Relief measures/outcome

Notes

PAIN LOG

DATE	TIME START	TIME END

DAY	DURATION
M T W T F S S	

SEVERITY OF PAIN

0 1 2 3 4 5 6 7 8 9 10

LOCATION

FRONT

BACK

PAIN TYPE

SYMPTOMS

Triggers

Weather	Temp

Relief measures/outcome

Notes

PAIN LOG

DATE	TIME START	TIME END

DAY	DURATION
M T W T F S S	

SEVERITY OF PAIN

0 1 2 3 4 5 6 7 8 9 10

LOCATION

FRONT BACK

PAIN TYPE

SYMPTOMS

Triggers

Weather	Temp

Relief measures/outcome

Notes

PAIN LOG

DATE	TIME START	TIME END

DAY	DURATION
M T W T F S S	

SEVERITY OF PAIN

0 1 2 3 4 5 6 7 8 9 10

LOCATION

FRONT

BACK

PAIN TYPE

SYMPTOMS

Triggers

Weather	Temp

Relief measures/outcome

Notes

PAIN LOG

DATE	TIME START	TIME END

DAY	DURATION
M T W T F S S	

SEVERITY OF PAIN

0 1 2 3 4 5 6 7 8 9 10

LOCATION

FRONT

BACK

PAIN TYPE

SYMPTOMS

TRIGGERS

WEATHER	TEMP

RELIEF MEASURES/OUTCOME

NOTES

Made in the USA
Coppell, TX
28 November 2022